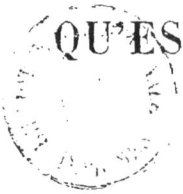

QU'EST-CE QUI DÉTERMINE

LE SEXE ?

POITIERS. — IMPRIMERIE BLAIS, ROY, 7, RUE VICTOR HUGO, 7.

QU'EST-CE QUI DÉTERMINE

LE SEXE ?

PAR

Le Docteur A. VAN LINT

Médecin assistant à l'hôpital Saint-Pierre, à Bruxelles

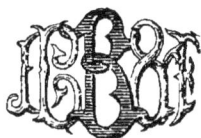

PARIS

LIBRAIRIE J.-B. BAILLIÈRE ET FILS

19, RUE HAUTEFEUILLE, PRÈS DU BOULEVARD SAINT-GERMAIN, 19

—

1902

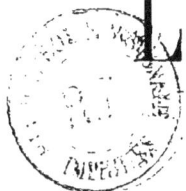

QU'EST-CE QUI DÉTERMINE
LE SEXE?

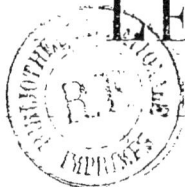

I

Qu'est-ce qui détermine le sexe?

Si l'homme est plus faible que la femme, l'enfant est du sexe masculin; si la femme est plus faible que l'homme, l'enfant est du sexe féminin.

En un mot, la descendance est du sexe du procréateur le plus faible, au moment de la fécondation.

Au cours de mes recherches, je n'ai trouvé qu'un seul auteur; Starkweather, qui défende une théorie semblable. Je n'ai pu me procurer son travail original.

Geddes et Thompson (1) ne font qu'énoncer cette théorie. Ils la trouvent suffisamment suggestive pour

(1) GEDDES et THOMPSON, *l'Evolution du sexe*. Traduction française de H. de Varigny, Paris, 1892.

estimer que « la théorie de Starkweather sur la supériorité relative de l'un ou de l'autre des sexes, et
l'influence de cette supériorité sur le sexe du rejeton,
demande à être analysée plus à fond ».

C'est le but que je me propose.

Dans la première partie de cette étude, je décrirai
les processus multiples qui, à mon avis, déterminent
le sexe. Dans la seconde partie, je citerai des exemples
prouvant que le parent le plus faible donne son sexe
au produit de la conception.

II

Le parent le plus faible donne son sexe.

Ce qui nous importe au sujet de la vigueur des parents, c'est uniquement la vitalité de leurs cellules sexuelles; car, s'il existe généralement un parallélisme entre la valeur des cellules sexuelles et celle des cellules somatiques, ce n'est pas toujours le cas, comme nous le verrons plus loin. Nous ne prenons donc en considération, chez le parent, que la vitalité des cellules sexuelles.

Comment un ovule fécondé par un spermatozoïde plus fort que lui peut-il donner naissance à un organisme femelle? Voilà le but de notre démonstration.

Pour en comprendre l'explication, ayons présentes à l'esprit les cinq hypothèses suivantes.

Leur coordination sera le développement de ma théorie. Ces hypothèses n'étant pas admises par tous, je les développerai brièvement.

PREMIÈRE HYPOTHÈSE

Il existe un antagonisme entre l'ovule et le spermatozoïde

Quand, dans l'acte de la fécondation, les deux cellules reproductrices qui s'unissent sont deux gamètes gros, immobiles, comme chez les Closterium (Algues), les chances de rencontre sont à leur minimum. Quand les deux gamètes sont petits, mobiles, comme chez les Ulothrix (Algues), ils n'apportent avec eux que peu de substance nutritive, utile au début de la reproduction.

Une cellule petite, mobile, s'unissant à une cellule grosse et immobile, est le cas qui semble réaliser le maximum des conditions favorables pour assurer des multiplications fréquentes, dans de bonnes conditions nutritives.

Or c'est là l'évolution qu'ont subie les cellules reproductrices. Primitivement semblables, elles se sont peu à peu différenciées.

L'une a évolué dans un sens, en augmentant son volume, l'autre a évolué dans un autre sens, en s'allégeant d'un fardeau nutritif superflu et en acquérant une facilité de déplacement incomparablement plus grande qu'auparavant. Ainsi ont apparu l'ovule d'un côté et le spermatozoïde de l'autre, chacun avec des caractères propres. Au point de vue morphologique, le

spermatozoïde est petit, pauvre en substance proto-
plasmique ; l'ovule est gros, riche en réserve nutritive.

Au point de vue physiologique, le premier est animé
de mouvements de progression propres très vifs, tandis
que le second est, en sa totalité, complètement passif.
Opposant la richesse d'une cellule en matières nutritives à la pauvreté de l'autre, la passivité de l'une à
l'activité de l'autre, nous pouvons dire que nous nous
trouvons en présence non seulement de deux cellules
différentes, mais de deux cellules aux caractères antagonistes.

Enfin, pour ce qui est du caractère qui consacre
l'existence même du spermatozoïde et de l'ovule, nous
avons un antagonisme frappant. La fusion des cellules
sexuelles produit un corps asexué, l'embryon, comme
la combinaison d'un corps acide et d'un corps alcalin
amène un corps neutre.

Le Dantec (1) exprime ainsi l'antagonisme qui existe
entre les cellules sexuelles : « Il faut que ces substances, identiques à presque tous les points de vue, diffèrent, au moins d'une manière, par un caractère qui
les rende complémentaires l'une de l'autre. J'ai été
amené par les réflexions précédentes à songer aux phénomènes de dissymétrie moléculaire, découverts par
Pasteur, et à y voir l'explication de l'origine du sexe
et de la sexualité.

« La dissymétrie moléculaire est très répandue dans

(1) F. LE DANTEC, *la Sexualité*. Paris.

les substances d'origine organique ; quoi de plus naturel que d'admettre que chaque espèce de substance plastique a deux types dissymétriques : l'un droit, l'autre gauche, et par conséquent un troisième type neutre, résultant de l'accolement des deux premiers, molécule à molécule ?

« Le type droit et le type gauche, identiques quant à leurs propriétés chimiques par rapport aux substances dépourvues de dissymétrie, sont différents quant à certaines propriétés physiques e aussi quant à leurs propriétés chimiques par rapport à d'autres substances dissymétriques.

« Le type droit et le type gauche ont quelque chose de *déséquilibré*, de non pondéré ; ils ne trouvent leur équilibre véritable qu'en s'appuyant l'un sur l'autre, en se complétant l'un l'autre dans le type neutre ou *équilibré*. Ne vous souvenez-vous pas que Pasteur défiait les chimistes de produire, de toutes pièces, dans leurs laboratoires, une substance dissymétrique du type droit, sans produire fatalement par la même réaction la substance complémentaire du type gauche ? L'immortel cristallographe accordait à la nature vivante seule le pouvoir de réaliser cette synthèse séparée des deux substances inverses. Il faut donc que ces substances manquent réellement d'équilibre quand elles sont séparées l'une de l'autre, et c'est pour cela que j'ai employé la qualification de *déséquilibré*, de préférence à toute autre, dès le début de ce travail.

Chaque substance plastique a donc deux types déséquilibrés ou types sexués et un type équilibré, neutre ou *asexué*. »

Pour Geddes et Thompson, le spermatozoïde est « catabolique » et l'ovule « anabolique ». Voilà bien des propriétés antagonistes attribuées au spermatozoïde et à l'ovule.

DEUXIÈME HYPOTHÈSE

Il existe un antagonisme entre les somas mâles et les somas femelles

L'organisme mâle se différencie de l'organisme femelle par la présence de cellules sexuelles à caractères opposés. Il existe encore une autre distinction entre eux : *les caractères sexuels secondaires*. Certains d'entre eux ont des rapports étroits avec la fonction génitale même, tels les organes génitaux externes, tels l'utérus, la poche marsupiale, les mamelles.

D'autres caractères sexuels secondaires peuvent aussi n'avoir aucun rapport avec cette fonction, tout en nous permettant de distinguer les mâles des femelles : la crinière du lion, l'ergot du coq, les cornes du cerf.

Et ces différences peuvent porter sur des organes et des tissus, qui leur sont communs, le plumage et le larynx (chant) des oiseaux; la taille, la barbe, la grosseur des articulations, la répartition et l'abondance du tissu adipeux, la finesse de la peau, la voix, la marche, les goûts, les habitudes, chez l'homme. Les caractères sexuels secondaires peuvent varier à tel point qu'on a pris longtemps certains mâles, comme apparnant à une espèce autre que celle à laquelle appartient la femelle. Il est possible que les caractères sexuels secondaires qui nous sautent aux yeux ne sont pas les seuls. Dans les organes internes, qui nous paraissent semblables, chez le mâle et la femelle, ne pourrons-nous pas découvrir un jour, des caractères sexuels secondaires? Les différences mêmes que nous apercevons ne sont-elles pas dues à une différence microscopique ou chimique, existant dans l'intimité des tissus? Nous pouvons admettre que toute cellule de l'organisme possède un caractère sexuel secondaire, visible ou non.

Nous venons de voir que les caractères somatiques du mâle et de la femelle sont différents; pour comprendre qu'ils sont antagonistes, jetons un coup d'œil sur le phénomène de la sexualité.

Pour interpréter la sexualité, remontons l'échelle animale : nous voyons tout d'abord des organismes unicellulaires, ne possédant aucune trace, visible pour nous, d'organe reproducteur, se multiplier par gemmiparité; telles certaines bactéries, infusoires, etc. Chez d'autres animaux, certaines bactéries, sporozoaires, etc., une partie de l'organisme se différencie, forme une spore, qui se développe en un individu semblable.

Ensuite ces spores ne peuvent plus se développer quand elles restent isolées ; il faut qu'elles s'unissent à d'autres. Quand les spores qui s'associent sont semblables, nous nous trouvons en présence d'un cas d'isogamie. Il en est ainsi chez certaines Algues, les *Closterium*, par exemple. Il y a hétérogamie, quand les deux spores sont dissemblables, que la dissemblance apparaisse pendant la croissance de la spore, comme chez les *Ectocarpus* (Algues) ou qu'elle date de leur origine, comme chez les *Zanardinia* (Algues).

Quoique les spores qui se conjuguent soit différentes, il n'y a pas là de sexualité, car les deux spores qui s'unissent peuvent provenir d'un même individu. On suppose que dans l'évolution ce sont des conditions de milieu peu favorables qui ont transformé la reproduction par spore unique en reproduction par spores conjuguées. Le *Volvox globator* se multiplie par spores le printemps et l'été ; arrive l'automne, les spores se différencient et s'unissent entre elles.

En continuant à remonter l'échelle animale, nous arrivons aux animaux appelés hermaphrodites. Ils possèdent des éléments sexuels mâles et femelles, émis par des organes spéciaux. Il faut appeler *hermaphrodites* non seulement ces derniers, mais tous les organismes précédents, même ceux qui se multiplient par gemmiparité. L'hermaphrodisme consiste en la propriété qu'a un individu, ou certaines de ses parties, de se développer en un organisme semblable à lui-même, sans devoir s'unir à d'autres individus ou à certaines de leurs parties. Quelle différence y a-t-il entre un sporozoaire et un animal que l'on appelle généralement hermaphrodite? Chez le premier, tous les éléments ou une partie quelconque des éléments qui constituent l'individu (du moins il nous semble qu'il en est ainsi) interviennent dans la formation des produits génitaux.

Chez le second, les produits sexuels se forment dans certaines parties localisées de l'individu, dans un appareil. N'est-ce pas ainsi par spécialisation que ce sont formés tous les organes?

Les sporozoaires, par exemple, enveloppés dans une membrane continue; les infusoires munis d'une bouche et d'un anus; les animaux supérieurs pourvus d'un appareil digestif complet, tous ces êtres se nourrissent et assimilent, tous cependant n'ont pas un appareil digestif complet. Ce n'est pas l'organe qui fait la fonction, c'est la fonction qui fait l'organe. Il existe d'ailleurs des organismes qui forment une transition : ayant des organes spécialisés pour la formation des produits sexuels, les autres éléments de l'individu ou au moins certaines parties d'entre eux, qui constituent néanmoins le soma, jouissent encore de la propriété de se multiplier par gemmiparité. Tels les coralliaires parmi les animaux, et, parmi les végétaux, nos arbres fruitiers qui se reproduisent par graines et par boutures.

Quand nous voyons nos arbres fruitiers donner plus de fleurs et de fruits quand le sol est pauvre en substances nutritives que quand il est riche, ne pouvons-nous pas supposer que les mauvaises conditions de nourriture ont été la cause d'une spécialisation plus accentuée de certaines parties du soma en organes reproducteurs ? Si tous les organismes que nous avons passés en revue jusqu'à présent s'unissent en un seul groupe, le groupe hermaphrodite, nous devons en séparer nettement les animaux *sexués (unisexués)*, c'est-à-dire les individus obligés de s'unir à d'autres pour pouvoir se multiplier. Cette distinction est si nette que nous dirons, continuant la comparaison avec l'appareil digestif, que les hermaphrodites se nourrissent à eux seuls, tandis que les êtres unisexués doivent s'unir afin de pouvoir se nourrir.

L'organisme sexué ne peut donc produire que l'un des deux éléments nécessaires à la reproduction : l'un s'appelle spermatozoïde, l'autre ovule. De là le nom d'*organisme unisexué*.

Les animaux unisexués ou plus simplement « sexués » semblent provenir directement des animaux hermaphrodites, à appareil génital spécialisé, par atrophie ou de l'organe producteur de spermatozoïdes, ou de l'organe producteur d'ovules. Pouvant servir de transition à une atrophie complète de l'ovaire dans un organisme mâle, nous constatons chez les mâles de diverses espèces de crapauds un ovaire en voie de régression, attaché à la partie antérieure du testicule.

Pouvons-nous assigner une cause à l'atrophie de l'un des organes génitaux? Il est probable que la sexualité a apparu chez les animaux quand le milieu extérieur leur est devenu moins favorable : les daphnies, parthénogénétiques (hermaphrodites dans le sens d'un individu qui jouit de l'auto-reproduction) l'été, se transforment en mâles et femelles l'automne, quand les conditions de vie sont moins bonnes. Une autre cause peut être invoquée : la sélection. On constate, chez les plantes, que les ovules sont fécondés plus rapidement par le pollen d'une autre fleur que par le pollen de la même fleur. De plus, la plante qui en résulte est plus vigoureuse. D'où l'avantage de la sexualité.

Il existe des cas de transition entre les animaux hermaphrodites et les animaux unisexués : la sangsue, possédant des spermatozoïdes et des ovules, féconde et est fécondée par un autre individu : elle est hermaphrodite au point de vue morphologique, et non au point de vue physiologique.

Les animaux hermaphrodites ressemblent les uns aux autres; ils ont tous un soma identique. Chez les animaux unisexués nous voyons apparaître un dimorphisme somatique : quand le testicule, l'organe producteur des spermatozoïdes, persiste, nous avons ce que l'on appelle un mâle; quand l'ovaire, l'organe producteur des ovules, persiste, nous avons ce que l'on appelle une femelle. Les différents degrés que nous avons parcourus dans la série animale, nous les retrouvons dans le développement d'un animal supérieur; l'onto-génie résumant la phylogénie. L'embryon d'un animal unisexué est tout d'abord hermaphrodite. Ensuite le soma se différencie en mâle parallèlement à la spécialisation de la glande génitale en testicule, ou en femelle parallèlement à la spécialisation de la glande génitale en ovaire. Cela nous montre bien que le dimorphisme somatique est dû à l'atrophie de l'un des organes sexuels et à la persistance de l'autre : aussi longtemps que l'embryon est au stade hermaphrodite, nous ne pouvons distinguer son sexe, pas plus au soma qu'aux organes reproducteurs.

Le dimorphisme sexuel somatique n'est autre chose que ce que nous avons appelé les caractères sexuels secondaires. Donc les caractères sexuels secondaires du mâle dépendent de la présence des spermatozoïdes, ceux de la femelle de la présence des ovules.

Les ovules et les spermatozoïdes étant des cellules différentes et à caractères absolument antagonistes, nous pouvons admettre que des propriétés qui en dépendent sont également antagonistes.

TROISIÈME HYPOTHÈSE

Il y a, au point de vue sexuel, un antagonisme entre les cellules sexuelles et les cellules somatiques du mâle; de même entre les cellules

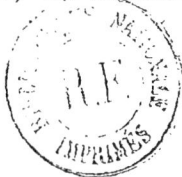

*sexuelles et les cellules somatiques de la fe-
melle.*

Pour désigner la cellule sexuelle mâle nous avons
un mot : le spermatozoïde ; le mot ovule désignant la
cellule femelle. Il n'existe pas de mot pour désigner
les caractères somatiques (caractères sexuels secondaires) du mâle et de la femelle.

Il y a là une lacune présentant des inconvénients :
tout d'abord, il est plus simple d'employer un seul
mot pour dire : les caractères somatiques mâles ou les
caractères somatiques femelles ; ensuite, si nous n'em-
ployons pas un mot nouveau, nous allons amener,
en exposant cette hypothèse et la théorie, une confusion certaine dans l'esprit du lecteur. Dire, par exemple, que les cellules somatiques de l'organisme qui
produit des spermatozoïdes ont des caractères opposés et sont par conséquent, femelles, c'est dire que
les individus que nous appelons *mâles* sont femelles
(dans leurs cellules somatiques).

Donner le nom de *mâle* et de *femelle* tantôt à des
cellules sexuelles, tantôt à des cellules somatiques, c'est
amener inévitablement des erreurs et la confusion.
C'est pourquoi nous appellerons *parovules* les cellules
somatiques des organismes qui produisent des *spermatozoïdes* et *paraspermatozoïdes* les cellules somatiques des organismes qui produisent des ovules. Ces
deux mots présentent l'avantage d'être deux mots

nouveaux, employés en dehors de toute signification
préétablie, et d'avoir en même temps un sens, qui
nous facilitera la compréhension de cette hypothèse
et la rendra plus palpable.

Les *parovules* désignent donc toutes les cellules
somatiques du mâle, considérées au point de vue des
propriétés que leur donnent les rapports qu'elles ont
avec l'appareil génital ; que ces propriétés soient visi-
bles (ce que l'on appelle *caractères sexuels secondaires*) ou non.

Les paraspermatozoïdes, dans une acception semblable, désignent les cellules somatiques des femelles.

Nous devons donc prouver que les parovules et les
paraspermatozoïdes, non seulement dépendent les
premiers des spermatozoïdes, les seconds des ovules,
mais leur sont antagonistes : c'est-à-dire que l'homme
est un être équilibré, résultant de la réunion de deux
facteurs non équilibrés : les cellules sexuelles et les
cellules somatiques. Nous avons déjà vu que la philo-
génie et l'ontogénie nous montrent l'apparition des
caractères sexuels secondaires coïncidant avec l'apparition de la sexualité ; les animaux hermaphrodites
se sont sexualisés par l'atrophie de la moitié de
leurs organes génitaux; *les caractères de la partie
atrophiée se sont portés, en se modifiant, sur les cellules somatiques*. Cette hypothèse n'est qu'un aspect
de la *corrélation organique*.

Avant de montrer l'antagonisme entre les parovu-

les et les spermatozoïdes, et entre les paraspermatozoïdes et les ovules, prenons quelques exemples qui
nous prouvent que les parovules dépendent des spermatozoïdes et les paraspermatozoïdes des ovules.

La castration modifie les caractères somatiques de
l'homme; ne citons que l'absence de la barbe, la modification de la voix et du squelette qui surviennent chez
l'eunuque. Les effets de la castration apparaissent,
expérimentalement, dans les travaux de Giard sur
la castration parasitaire : « La castration parasitaire
peut amener l'arrêt du développement des caractères
sexuels secondaires de l'un et de l'autre sexe; et, dans
ce cas, son étude jette quelque lumière sur la question
du dimorphisme sexuel ; elle peut produire, chez un
animal d'un sexe déterminé, des caractères sexuels
secondaires du sexe opposé. Dans le cas où il y a production d'un état stérile parfait, la castration parasitaire peut amener dans l'un ou l'autre sexe une *forme
moyenne*. »

Une observation du D^rG. (1) nous montre clairement
l'influence des cellules génitales sur les cellules somatiques.

Nous savons tous que les cerfs perdent périodi-
quement leurs bois ; or, les cerfs castrés conservent
leurs bois si la castration a eu lieu pendant qu'ils en

(1) Dr G., *der Castration und andere Einflusse auf die Geweib-
bildung der Hirche und Gehornbildung der Rehboche*. (*Deutsche Jag.
Zeit.*, XXVII, 608-609).

étaient porteurs ; et ils en restent dépourvus, s'ils les
avaient perdus au moment de la castration. — On retrouve dans la phrase suivante de Le Dantec (1) l'expression de la dépendance des cellules somatiques des
cellules sexuelles : « La méduse est même le seul individu de la colonie dans lequel s'observe une reproduction sexuelle et cela suffit à expliquer sa forme
très spéciale ; sans se demander quelle est la cause
même de la formation des produits sexuels chez les
êtres vivants, il suffit de parcourir l'ensemble des
règnes animal et végétal pour s'apercevoir que cette
formation de produits sexuels a, sur la morphologie
des êtres, une répercussion très importante ; *chez des
êtres aussi individualisés que l'homme, l'influence mor-
phogène des organes génitaux s'étend à l'ensemble du
corps ;* dans une colonie comme les polypes hydroïdes,
cette influence est localisée et détermine la formation
d'une méduse là où, en l'absence de produits sexuels,
se seraient formés des polypes ordinaires. »

Plus loin, Le Dantec s'exprime ainsi : « C'est le para-
sitisme de la génération sexuée qui cause les caractères
sexuels secondaires des animaux, la métamorphose
florale des végétaux. »

La coexistence des produits génitaux, mâles et femelles, fait que toutes les fleurs d'une même espèce
se ressemblent ; dès que l'hermaphrodisme disparaît,
comme chez la mercuriale qui est dioïque, les fleurs

(1) F. LE DANTEC, *Unité dans l'être vivant.* Paris, 1902.

mâles diffèrent des fleurs femelles; ce sont là les caractères sexuels secondaires de la plante.

Que les caractères sexuels secondaires dépendent des cellules sexuelles, cela se comprend aisément pour les caractères qui ont un lien direct avec l'acte de la reproduction : tel le développement des mamelles chez les femelles; mais quand ces caractères ne jouent aucun rôle dans la reproduction, telles les cornes du cerf, cela s'admet plus difficilement. Il en est pourtant ainsi. Prenons par exemple un malade atteint de myxœdème. L'absence de la glande thyroïde ou bien la diminution fonctionnelle de cette glande produira des altérations morphologiques des cellules somatiques, atrophie des ongles, chute des cheveux, sécheresse de la peau, infiltration généralisée du derme et des altérations fonctionnelles, céphalalgie, parésie, mélancolie, altérations autrement graves et marquées que celles qui résultent de l'ablation des testicules ou des ovaires. On peut objecter que les personnes myxœdémateuses ont généralement atteint l'âge adulte, âge pendant lequel la castration ne modifie plus guère les caractères sexuels secondaires et, dans ce cas, pourquoi l'atrophie de la glande thyroïde aurait-elle cette influence? Pourtant il existe des cas de myxœdème infantile et de crétinisme sans modifications spécifiques des caractères sexuels secondaires. Il est néanmoins évident que la déchéance totale de l'organisme se répercute sur leur développement.

L'atrophie de la glande thyroïde, malgré sa gravité, ne modifie pas les caractères sexuels. Pour qu'ils soient altérés il faut une altération ovarienne ou testiculaire.

Il y a là une *véritable spécificité* qui prouve bien que les caractères sexuels secondaires, quels qu'ils soient, dépendent des organes génitaux. A cette idée de dépendance il faut ajouter une idée d'*antagonisme.* Pour nous les cellules somatiques, envisagées au point de vue des caractères sexuels secondaires, non seulement dépendent des cellules sexuelles, mais leur sont opposées. On admet que les testicules et les ovaires produisent une sécrétion interne, qui se répand dans tout l'organisme. Cette substance provoque dans toutes les cellules de l'organisme une réaction, qui se manifeste à nous par ce que nous appelons les caractères sexuels secondaires. Or, cette réaction est de nature contraire à la substance qui la produit; elle lui est antagoniste. Le spermatozoïde qui est de nature mâle produira une réaction de nature femelle (les parovules, le mot ovule rappelant cette propriété femelle), de même l'ovule qui est de nature femelle produira une réaction de nature mâle (les paraspermatozoïdes, le mot spermatozoïde rappelant cette propriété mâle). Avons-nous le droit de dire que cette réaction, se produisant dans les cellules somatiques sous l'influence des cellules sexuelles, est de nature opposée. Nous retrouvons des faits analogues en physique : la réaction est égale à l'action et lui est directement opposée; en chimie : il n'est pas possible de produire un corps lévogyre sans produire en même temps un corps dextrogyre. En biologie nous constatons un phénomène analogue : les expériences de J. Bordet (1) nous montrent que quand nous injectons à un cobaye du sang de lapin, nous voyons, au bout d'un certain temps, le sérum du sang de cobaye agglutiner et détruire le sang du lapin ; il s'est donc formé, dans le sang du cobaye, des substances que l'on a appellées *anticorps*.

Des expériences semblables avaient produit les *antitoxines* opposées aux toxines microbiennes. Le préfixe *anti* a une signification caractéristique. Semblablement en sociologie nous assistons à de terribles réactions, directement opposées aux causes qui les ont produites.

L'idée que les organismes unisexués possèdent deux substances opposées, l'une mâle et l'autre femelle, se retrouve dans Delbœuf (2) : « Je ne puis m'empêcher de revenir sur une idée que j'avais exposée dans une note de mon travail sur le sommeil. C'est que, à bien considérer les choses, l'ovaire est un organe qui forme des mâles ; et le testicule un organe à femelles. En effet, l'ovaire et le testicule se sont réservé le privilège de l'immortalité, et jettent indéfiniment dans la vie des produits appelés à se développer et à repro-

---

(1) J. Bordet. *Annales de l'Institut Pasteur*, depuis année 1895.
(2) Delbœuf. *Matière brute et matière vivante*. Paris, 1887.

duire le type des parents. Mais entre l'excréteur et l'excrété, il y a une opposition de nature, sans quoi l'excrétion resterait inexplicable. La génération, avons-nous dit, est le phénomène inverse de la copulation. Par conséquent, si nous disons de l'ovaire qu'il est femelle et du testicule qu'il est mâle, nous affirmons que les produits du premier sont des mâles et ceux du second des femelles ; ce qui veut dire, en d'autres termes, que la femelle est un mâlier et que le mâle est un femellier. »

Pour Delbœuf, l'antagonisme n'existe pas entre toutes les cellules somatiques du corps et les cellules sexuelles, mais seulement entre l'organe excréteur, le testicule, par exemple, et l'excrété, le spermatozoï-de. Si l'antagonisme se limitait aux organes, testicu-les et ovaires, comment expliquer les caractères sexuels secondaires ? Quelle est leur nature dans ce cas ? De plus, d'où vient cette idée, qu'il faille une op-position de nature entre l'excréteur et l'excrété, pour rendre explicable l'excrétion ?

Ne disons pas, comme Delbœuf, que la femelle (l'or-ganisme ayant des ovaires) est un mâlier ; c'est-à-dire que les ovules sont de nature mâle. Nous conser-vons à l'ovule sa nature femelle, et nous disons que les cellules somatiques de la femelle sont de nature mâle (nous les désignons sous le nom de *paraspermato-zoïdes*).

Van Beneden voit l'antagonisme se manifester

dans la maturation des éléments sexuels. L'élimination des globules polaires constitue pour lui la disparition de l'élément mâle. Si cette explication était l'expression de la vérité, comment se ferait-il que nous ne trouvions pas un phénomène analogue dans la formation des spermatozoïdes. Là, pendant la réduction chromatique, quand un spermatocyte donne naissance à deux spermatides, l'un des spermatides ne se détruit pas. Tous deux, se divisant encore, donnent naissance à deux spermatozoïdes. L'un d'eux ne peut donc avoir une signification femelle. Si cet antagonisme n'existe que dans les cellules sexuelles, et seulement pendant leur maturation, pourquoi le soma femelle diffère-t-il du mâle ? Car nous ne pouvons dire que le dimorphisme sexuel ait pour but de permettre la copulation ; c'est là une explication uniquement téléologique. S'il ne fallait voir dans l'élimination des globules polaires que l'élimination d'une substance mâle que vient remplacer les permatozoïde, comment comprendre que l'élimination du deuxième globule polaire puisse avoir lieu dans certains œufs parthénogénétiques, comme l'ont observé Blochmann, Emery et d'autres? De même, s'il en était ainsi, on ne comprendrait pas que les œufs de la lamproie puissent être fécondés, avant d'avoir éliminé leur second globule polaire, comme l'ont constaté Kuppfer et Böhm (1).

(1) YVES DELAGE, *Hérédité*. Paris, 1895.

De même Gardiner (1) a remarqué que, chez Polychœrus caudatus, le spermatozoïde pénètre souvent
dans l'œuf, avant la formation des globules polaires
Nous ne pouvons envisager des globules polaires
comme étant de nature sexuelle ; ils ont la véritable signification d'une division cellulaire, comme l'ont constaté Giard, *Nussbaum* et Boveri. Francotte (2) a même
vu le premier globule polaire avoir un volume égal
au quart de l'œuf, être fécondé et se développer jusqu'à la gastrula. Les globules polaires doivent être
considérés comme de véritables œufs abortifs (Mark).

Donc, pour établir notre théorie du déterminisme
du sexe, nous envisageons également une *substance
de nature antagoniste à celle des cellules sexuelles ;
mais elle ne se trouve ni dans les globules polaires,
ni dans les ovaires et les testicules, elle imprègne
toutes les cellules du corps.*

QUATRIÈME HYPOTHÈSE

*Les cellules somatiques du mâle sont équivalen-
tes, au point de vue sexuel, aux ovules ; les cellules somatiques de la femelle aux spermatozoïdes.*

Pour démontrer que, d'un côté, les ovules et les pa-

(1) GARDINER, *The Growth of the ovum. Formation and the Fer-
tilization* in *Polychœrus caudatus* (Jour. of. Morph., XV.)
(2) FRANCOTTE, *la Maturation, la fécondation et la segmentation chez
les Polyclades* (Mém. cour. de l'Acad. de Belgique, LV).

rovules, de l'autre les spermatozoïdes et les para-spermatozoïdes sont de nature semblable, il suffit de se rappeler les trois hypothèses précédentes et de considérer celle-ci comme un corollaire.

Nous avons opposé :

1° Les ovules aux spermatozoïdes ;

2° Les paraovules aux paraspermatozoïdes ;

3° Les ovules aux paraspermatozoïdes et les sper-matozoïdes aux parovules.

Si les ovules sont opposés aux spermatozoïdes, ils seront égaux à des substances également opposées aux spermatozoïdes, c'est-à-dire aux parovules. Un raisonnement semblable nous permet d'assimiler les spermatozoïdes aux paraspermatozoïdes.

On saisira mieux cette équivalence en remontant à l'organisme hermaphrodite, d'où naît l'organisme sexué.

Voici deux figures schématisant, la première l'état hermaphrodite, la seconde l'état unisexué.

FIGURE I

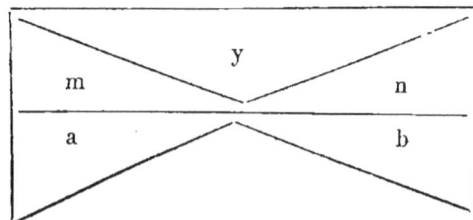

Hermaphrodite.

FIGURE II

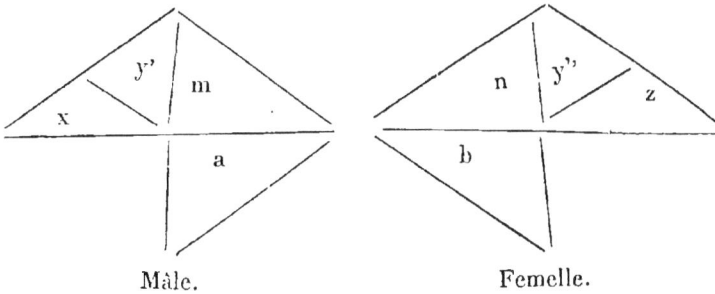

Mâle.   Femelle.

Analysons ces deux états :

Dans la première figure, a représente les spermatozoïdes, b les ovules.

Nous pouvons admettre que les produits sécrétés par a et par b sont multiples.

En premier lieu sous l'influence de a, il se développe des organes tels que les épididymes, la prostate, etc., m (dans la figure); sous l'influence de b il se développe des oviductes, un vagin, etc., désignés par n. m et n sont donc des cellules somatiques, dont les caractères dépendent des produits sécrétés (secrétion interne) par a et par b.

En deuxième lieu, a et b sécrètent des substances dont les propriétés se combinent et donnent au soma hermaphrodite des caractères y.

En troisième lieu, a et b sécrètent des produits dont les propriétés s'annihilent, se neutralisent et sont donc sans effet sur les cellules somatiques.

Dans la seconde figure, a, b; m et n ont la même signification que dans la première : m dépend directement de a et n de b. Nous ne pouvons pas ici retrouver les caractères somatiques qui étaient la résultante de l'action combinée $a + b$. Cette résultante se dédouble, forme y' sous l'influence de a et y'' sous l'influence de b. De plus une partie des produits sécrétés par a, qui était neutralisée par b, ne le sera plus dans ce cas et agira sur les cellules somatiques en leur donnant la forme x; de même b donnera z. y' $y''x$ z sont donc les véritables caractères sexuels secondaires, appartenant aux êtres unisexués. (Nous n'y comprenons pas m et n, parce que, quoiqu'ils constituent aussi des caractères sexuels secondaires, par leur dépendance des cellules sexuelles, ils se retrouvent chez les hermaphrodites.)

$(y' + x) =$ caractères sexuels secondaires du mâle.

$(y'' + z) =$ caractères secondaires de la femelle. Prenons l'exemple du mâle :

Les caractères $(y' + x)$ apparaissent dans un organisme où b a disparu, et sont entièrement sous la dépendance de a. Chez l'hermaphrodite, ces caractères $(y' + x)$ n'existent pas : y' se transforme, et x est détruit sous l'influence de b. m et n étant semblables dans les deux cas, nous pouvons ne pas en tenir compte.

Nous pouvons conclure que chez l'hermaphrodite la réaction à a se fait par b et y, tandis que chez le mâle la réaction à a se fait par $y' + x$.

Donc $y' + x$ viennent remplacer $b + y$. En conséquence, les produits sécrétés par les spermatozoïdes
sont équilibrés, chez l'hermaphrodite, par les ovules
et par une partie des caractères somatiques, tandis que
chez le mâle ils sont équilibrés par les caractères de
leurs cellules somatiques, c'est-à-dire par les caractères sexuels secondaires. Il en résulte qu'au point
de vue sexuel les ovules et les parovules ont une
valeur analogue, de même les spermatozoïdes et les
paraspermatozoïdes.

CINQUIÈME HYPOTHÈSE

*Les propriétés des cellules somatiques modifient
les propriétés des cellules sexuelles. Ce phénomène se passe non seulement pendant l'état
adulte de l'organisme, mais même pendant le
stade embryonnaire.*

Nous avons vu, précédemment, combien étaient
grands les changements qu'apportait la castration aux
caractères du soma. Nous ne pouvons étudier l'influence de l'abolition des caractères des cellules somatiques sur les cellules sexuelles, car la destruction des
caractères des cellules somatiques, c'est la destruction
du soma, de l'individu entier, c'est la mort.

Mais nous pouvons voir des modifications des cellules somatiques se répercuter sur les cellules génitales.

Comment pourrait-on comprendre, sans altération des cellules sexuelles, qu'une altération somatique, acquise par un individu, se transmette aux descendants? Or, ce phénomène, connu sous le nom d'*hérédité des caractères acquis*, existe bien réellement. Malgré les objections de Weissmann, il existe quelques faits où l'analyse la plus minutieuse ne permet pas d'exclure l'intervention de l'hérédité des caractères acquis.

Je ne citerai pas les résultats obtenus par les modifications des milieux de culture du *Bacillus anthracis*, du *Micrococcus prodigiosus*, du *Bacillus pyocyaneus*, etc. On peut objecter que les différentes races de microbes ainsi obtenues ne prouvent rien, car nous nous trouvons en présence d'organismes unicellulaires, une cellule étant à la fois somatique et reproductrice.

Les expériences suivantes sont concluantes:

1° Schubeler constate que l'orge (*hordeum vulgare*) provenant du nord de la Norwège, où sa maturation se fait en un temps très court, mûrit, semée dans le sud de la Norwège, beaucoup plus rapidement que celle que l'on y cultive ordinairement.

2° Julien Ray étudie le *sterigmatocystis alba*, dont les conidies proviennent d'un fromage moisi. Il constate que ce champignon modifie *progressivement* ses caractères quand il pousse dans une solution de glucose : il prend l'aspect du *Penicillium*.

3° Les différentes expériences de Hunger sur l'*As-*

pergillus niger, donnent des résultats concordants. « Ils montrent une légère, mais incontestable transmission héréditaire de l'adaptation au milieu (1). »

4° Cattanéo (2) prouve que les callosités des chameaux domestiques, caractères acquis par l'usage, sont héréditaires. Les jeunes chameaux âgés de un à trois mois, observés à San-Rottore, quoiqu'ayant encore des poils sur le genou et le grasset, présentent, en ces endroits, la peau épaissie et indurée.

Nous pouvons conclure avec A. Lameere (3) : « Si ce genre d'hérédité d'exercice existe, il suppose *une influence produite à distance par les somatocytes sur les gonocytes*, et il suppose aussi que cette influence sera telle que les gonocytes transmettront aux somatocytes auxquels ils donneront naissance précisément les caractères nouveaux des somatocytes qui les ont influencés. »

Il est donc indiscutable que les cellules somatiques exercent une influence sur les cellules génitales, quand celles-ci sont en voie de développement. Nous pouvons admettre que des caractères somatiques, de nature sexuelle, impriment aux cellules génitales une modification également de nature sexuelle. Ces phé-

(1) L. ERRERA. *Hérédité d'un caractère acquis chez un champignon pluricellulaire.* Bruxelles, 1899.

(2) G. CATTANÉO. *Le gobbe e le callosita dei Cammelli in rapporto colla questione dell'ereditarieta dei carrateri acquisiti* (Rendi conti del Instituto Lombardo, XXIX, 1896).

(3) A. LAMEERE. *Cours de l'extension de l'Université libre de Bruxelles.* 1899.

nomènes se passent *pendant l'état embryonnaire*, période pendant laquelle les cellules génitales et somatiques ne manifestent aucun caractère sexuel.

Mais ce soma (nous ne croyons pas au plasma germinatif ; pour nous, les cellules génitales se développent tout entières aux dépens des cellules somatiques), qui semble neutre, renferme en lui une sexualité que nous ne pouvons percevoir. On dirait que, pendant le stade embryonnaire (*indifférence sexuelle*), les cellules somatiques ne sont ni assez nombreuses ni assez développées pour montrer, du côté des organes génitaux ou du corps lui-même, le sexe de l'organisme. Cette idée d'un soma sexualisé se retrouve dans le travail de Ch. Féré (1) : « Mais cette évolution (passage constant des animaux supérieurs par une période d'hermaphrodisme) ne prouve pas qu'il y ait à aucune époque du développement une véritable indifférence sexuelle. *La tendance à la spécialisation peut exister dès l'époque de la fécondation ; les caractères sexuels peuvent n'être pas confinés dans un seul groupe d'organes, mais se rencontrer dans tous les éléments de l'organisme.* »

Nous pouvons concevoir que ces caractères de nature sexuelle, du soma, aient une influence de nature sexuelle sur les cellules génitales ; ainsi ils déterminent l'apparition du sexe.

(1) CH. FÉRÉ. *De l'Instinct sexuel*. Paris, 1900.

Que le sexe dépende de l'état des cellules somatiques, cela ne peut faire de doute. F. Le Dantec (1), après avoir parlé de la castration, s'exprime ainsi : « Seulement, il y a, quelquefois, nous le verrons, *influence réciproque, le sexe génital étant déterminé, chez l'abeille mâle par exemple, par les conditions de nutritions spéciales à un soma provenant d'un œuf plus petit*, absolument, comme chez *Salvinia natans*, le sexe des prothalles était déterminé par la grosseur des spores d'où ils provenaient. »

(1) F. LE DANTEC, *Sexualité*. Paris.

III

Nous voici amenés à coordonner nos hypothèses des-
tinées à prouver que le sexe de l'enfant est le même
que celui du procréateur le plus faible. Pour mieux
fixer les idées, prenons un exemple : un spermatozoïde
fort fécondant un ovule faible. Il ne peut d'ailleurs se
présenter que deux cas : ou bien celui que nous prenons comme exemple, ou bien le cas de l'ovule plus
fort que le spermatozoïde. Jamais deux cellules, provenant d'organismes complexes et différents, n'ont une
vitalité absolument semblable, au même titre que deux
organismes ne se ressemblent jamais complètement ;
les variations peuvent être légères, mais sont infinies.
L'égalité existant, comme le cas est probable chez les
animaux inférieurs, des conditions extérieures altèrent
rapidement cette égalité, comme nous le verrons plus
loin.

Dans l'exemple cité, quand l'ovule est plus faible
que le spermatozoïde, nous aurons, d'après notre théorie, la naissance d'une femelle.

Quels sont les processus qui nous y amènent? La

cellule provenant de la conjugaison d'un spermatozoïde fort et d'un ovule faible aura des propriétés spermatozoïdes, mâles, plus développées que ses propriétés
ovulaires, femelles (1ʳᵉ hypothèse). Toutes les cellules,
dérivant, par division, de l'œuf fécondé, présenteront
cette prédominance des propriétés inhérentes au spermatozoïde.

Tout le soma de l'embryon sera donc mâle, ou mieux,
pour ne pas amener de confusion, ce soma sera com-
posé de cellules paraspermatozoïdes (4ᵐᵉ hypothèse).
Nous avons vu que tout organisme était équilibré, avait
des éléments mâles et des éléments femelles, que ces
éléments existassent dans les cellules génitales ou dans
les cellules somatiques (3ᵐᵉ hypothèse).

Les cellules somatiques de l'embryon qui n'ont, au
début, qu'une légère tendance sexuelle, se multiplient
rapidement; parallèlement leur tendance sexuelle augmente.

Dans notre exemple, les cellules somatiques aug-
menteront leur qualité de cellules paraspermatozoïdes.
Il se produirait bientôt un état de déséquilibre, s'il ne
se formait des caractères sexuels opposés pour réta-
blir l'équilibre. Or, ces caractères apparaissent dans
la glande génitale; il s'y forme des cellules aux caractères opposés aux paraspermatozoïdes, c'est-à-dire des
ovules (3ᵐᵉ et 5ᵐᵉ hypothèses). Les ovules caractéri-
sant l'organisme que l'on appelle femelle, nous avons
donc la naissance d'une femelle.

En résumé donc :

Spermatozoïde plus fort.

Prédominance spermatozoïde.

Soma — paraspermatozoïde.

Paraspermatozoïde donne ovule.

Donc : femelle.

Un raisonnement semblable nous explique la naissance d'un mâle, quand le spermatozoïde est plus faible que l'ovule.

IV

Tous les processus qui concourent à la détermination du sexe s'enchaînent et s'expliquent bien quand nous prenons comme point de départ les cellules sexuelles. Nous disons que, toujours, un spermatozoïde fort fécondant un ovule plus faible que lui donne naissance à une fille et que l'ovule fécondé par un spermatozoïde moins fort que lui donne naissance à un garçon.

Comme chez les animaux, et à plus forte raison chez l'homme et la femme, nous ne connaissons aucun moyen de juger la force relative de l'ovule et du spermatozoïde; nous sommes obligés de nous baser, dans cette évaluation, sur la vitalité totale de l'organisme.

En règle générale, toutes les cellules d'un même organisme jouissent d'une vitalité identique; il existe un parallélisme entre l'énergie biologique des cellules somatiques et celle des cellules sexuelles. Dès que ce parallélisme disparaît, notre théorie semble en défaut. Il n'en est rien. La cellule sexuelle, ne jouissant pas, dans ce cas, d'une vitalité parallèle à celle du soma, nous ne pouvons plus tirer du degré de l'énergie du soma une conclusion qui est sous la dépendance directe de l'énergie de la cellule sexuelle.

Or, ce défaut de parallélisme entre les cellules sexuelles et les cellules somatiques peut se présenter quelquefois. Il est facilement explicable. Il peut dépendre de causes locales ou de causes générales.

Comme causes locales, n'agissant que sur le testicule ou sur l'ovaire, il existe des troubles circulatoires et des troubles nerveux, qui peuvent influer sur le degré de maturité et de vigueur du spermatozoïde ou de l'ovule. Pour l'ovaire, par exemple, nous ne pouvons nier l'influence de la circulation : parmi le petit nombre d'ovules qui mûrissent, pourquoi tels ou tels? probablement à cause des connexions vasculaires. Comment expliquer autrement la persistance du corps jaune pendant la grossesse? Quant à l'influence du système nerveux, tout nous porte à croire qu'elle doit être bien grande.

Comme causes générales, nous devons admettre toute intoxication et toute infection. Non pas les intoxications et les infections extériorisées (car alors il n'y a pas de doute ; nous voyons bien que les cellules somatiques et les cellules sexuelles sont faibles), mais celles dont nous ne nous apercevons pas. Or, ces maladies, inconscientes, si vous le voulez, s'expliquent facilement quand nous songeons à la période d'incubation de nombreuses maladies, période pendant laquelle, nous nous croyons, nous sommes crus, bien portants. Des periodes semblables à celle de l'incubation doivent être fréquentes dans la vie : nous luttons alors victorieusement contre des toxines, sans nous en douter. Et pourtant les cellules de l'organisme ont dû réagir et s'affaiblir dans la lutte.

Des expériences récentes semblent montrer que précisément ce sont les cellules sexuelles qui sont atteintes en premier lieu. Quand nous injectons de la toxine tétanique à une poule, nous voyons cette toxine consommée en grande-quantité par les ovules, alors que les autres cellules de l'organisme n'en absorbent pas.

Matchinski (1), en injectant à des lapins un peu d'arsenic ou 1/300 de cc. de toxine diphtérique (quantité n'amenant aucun trouble notable chez l'animal), a observé dans les ovaires une dégénérescence très active des ovules, suivie de phagocytose.

Ces cas d'absence de parallélisme entre les cellules somatiques et les cellules sexuelles pouvant se présenter, notre théorie semblera toujours en défaut dans ces cas-là. Mais comme, en pratique, nous ne pouvons estimer la vitalité des cellules sexuelles que d'après celle des cellules somatiques, nous dirons que, *en général*, si le père est plus fort que la mère, il naît une fille, et si la mère est plus forte que le père, il naît un garçon.

(1) MATCHINSKY. *De l'atrophie des ovules dans les ovaires des mammifères* (Annales de l'Institut Pasteur, 1900).

V

Le sexe est déterminé par le plus ou moins de vitalité d'une cellule sexuelle vis-à-vis d'une autre. Comment faut-il comprendre cette force relative d'une cellule?

Par ce fait que jamais deux cellules ne sont semblables. Elles diffèrent par leur origine et par les transformations continues et variables que leur impriment le milieu dans lequel elles vivent. Quand, au moyen de certains artifices de culture, nous formons plusieurs races de *Bacillus anthracis*, races dont toutes les propriétés, et notamment la virulence, se retrouvent dans les colonies qui en proviennent, nous avons là un exemple de variation transmise par l'hérédité, comme de l'extrême malléabilité des cellules sous l'influence de ces modes de culture.

Certains microbes, injectés à des lapins, le tuent en quarante-huit heures; si, par des modifications dans le mode de culture de ces microbes, on parvient, en les injectant, à tuer un lapin en vingt-quatre heures, on dit qu'on a augmenté la virulence de ces microbes;

c'est dire qu'ils sont devenus plus forts qu'ils n'étaient. — On admet généralement que notre immunité vis-à-vis de certaines bactéries dépend de la victoire qu'emportent sur elles nos leucocytes ; dans ce cas, nos leucocytes ont une vitalité plus forte que les bactéries. Quand l'immunité fait défaut, les bactéries l'emportent ; elles ont plus de vitalité que nos leucocytes.

Certaines maladies se localisent, plutôt, sur des parties de l'organisme qui ont été soumises antérieurement à une altération qui a amoindri leur vitalité : parties appelées « loci minoris resistentiæ ».

Voilà certaines parties d'un tissu à vitalité moindre que d'autres parties du même tissu.

Puisque nous constatons des différences de vitalité chez des organismes unicellulaires et parmi des cellules de notre corps, nous comprenons que des différences semblables puissent exister entre deux cellules sexuelles. Quand un spermatozoïde est plus fort qu'un ovule, apporte-t-il plus de substance mâle que l'ovule n'apporte de substance femelle ; c'est-à-dire cette différence de vitalité se manifeste-t-elle au point de vue sexuel ?

La fonction principale du spermatozoïde étant d'être mâle, fonction qui lui rend possible son rôle fécondant (sinon un ovule pourrait être fécondé par un ovule), il est tout naturel que sa vitalité plus ou moins grande se manifeste dans ce sens.

VI

Pour estimer la valeur du spermatozoïde et de l'ovule, c'est sur la vitalité de l'homme et de la femme que nous devons nous baser.

Mais il y a là une grande difficulté. Nous n'avons pas de critérium du degré de la force vitale de l'homme. Si la biologie, à cause de sa complication, n'offre encore que peu de lois aussi exactes et aussi bien connues que les lois de la physique, il nous est pourtant permis d'établir, approximativement, la vitalité d'un individu. Nous pouvons néanmoins y parvenir dans la théorie en cause, car il nous suffit d'estimer la vitalité relative d'un individu, sans devoir déterminer celle-ci d'une façon absolue.

Il est évident que ce diagnostic ne peut être fait que par le médecin seul : l'aspect du sujet, la taille, l'embonpoint, les impressions que pourraient avoir un profane, autant de facteurs insignifiants.

Ce qu'il faut, c'est l'*examen médical complet*.

1° Rechercher l'hérédité ascendante, descendante,

et collatérale (importance de la tuberculose, syphilis, alcoolisme, etc.);

2° Etudier les maladies dont le sujet a été atteint avant le jour de l'examen (maladies infantiles, rhumatisme, scrofule et autres diathèses).

3° Etudier subjectivement et objectivement tous ses organes (appareils digestif, respiratoire, circulatoire, nerveux et génito-urinaire).

4° Tenir compte du métier qu'il exerce (maladies, intoxications et cachexies professionnelles).

5° Envisager le milieu où il vit (logements, contrées insalubres, etc.).

6°) Tenir compte de son âge.

La vitalité diminue souvent avec l'âge ; il ne faut donc considérer l'âge que comme un facteur parmi d'autres et non pas comme un facteur unique dans la détermination du sexe. De ce tableau, qui paraît si complet, on pourrait croire que la détermination du degré de vitalité va être aisée. Il n'en est rien. Le public s'imagine habituellement que le médecin peut facilement s'assurer de la force d'un individu.

Malgré le développement de la clinique et des moyens de diagnostic nous n'avons pas de critérium certain. On discute. L'un prisera bien haut tel signe, un autre, tel autre : certains médecins attachent plus d'importance à l'hérédité qu'à l'influence du milieu, alors que d'autres mettent l'hérédité au second plan ;

certains n'envisagent, dans une maladie microbienne, que les microbes, alors que d'autres étudient plutôt la nature du terrain sur lequel les microbes évoluent. Quand le praticien aura examiné ainsi complètement deux sujets, il pourra, avec plus ou moins de certitude, se prononcer sur leur vitalité relative.

N'aurions-nous pas des facteurs plus stables et plus précis qui pourraient nous servir de base? On peut songer à la quantité d'anhydride carbonique exhalée en un temps donné (24 heures par exemple); à la quantité de calories développées par un sujet pendant un temps et pour un travail donnés; à la quantité d'urée émise en vingt-quatre heures; au taux de l'hémoglobine. Je ne crois pas que, pour le moment, nous puissions en tenir compte dans l'évaluation de la vitalité d'un organisme. Tout d'abord, les quantités d'anhydride carbonique, d'urée et de calories fournies en vingt-quatre heures ne sont que le résultat du catabolisme des cellules et ne nous renseignent pas sur leur anabolisme; ensuite, quand on fait quelques analyses d'urée et d'hémoglobine, par exemple, on voit combien ces quantités varient d'un jour à l'autre chez le même individu, sans cause connue. Le signe certain est encore à trouver. Aussi arrive-t-il qu'il soit impossible, même après un examen approfondi, de déterminer la vitalité relative d'un homme et d'une femme et par conséquent de prévoir le sexe de l'enfant qui va naître. Dans ce cas-là je dirai, convaincu de l'exactitude de la théorie que j'expose, que le sexe de l'enfant tranchera la question. La naissance d'un fils impliquera une force biologique plus grande chez la mère que chez le père ; la naissance d'une fille révélera moins de vitalité chez la mère que chez le père !

VII

Notre théorie expliquant parfaitement l'*hérédité croisée*, je ne puis m'empêcher d'y consacrer quelques lignes.

La majorité des auteurs admettent que le fils ressemble à la mère et la fille au père. Cette ressemblance existe surtout pour les formes du corps et les traits de la figure. Elle peut ne pas exister pour le caractère, parce que le milieu, l'éducation exercent trop d'influence sur la formation de celui-ci.

Chez les animaux, l'hérédité croisée a encore été prouvée tout dernièrement par Crocq fils (1).

Il a expérimenté sur des poulets indemnes de tout croisement et appartenant à des races différentes, les langshans noirs et les coucous de Malines.

Voici une de ces expériences : il mit un coq langshan avec trois poules coucous ; ils eurent 12 poussins dont 5 étaient des coucous, 4 des langshans et 3 des bâtards ; parmi les 5 coucous il y avait 4 coqs ; les 4

(1) CROCQ fils. *L'Hérédité croisée d'après l'expérimentation* (dans *Semaine médicale,* 1896).

langshans étaient des poules ; enfin, sur les 3 bâtards,
2 étaient plutôt des coucous et ils devinrent des coqs ;
le dernier était plutôt un langshan et c'était une poule. »

Il obtint un autre exemple typique en accouplant
un pigeon voyageur avec une colombe noire à grosse
gorge (boulant) ; de 3 nichées, de 2 jeunes chacunes,
le mâle fut chaque fois un boulant et la femelle un
voyageur gris. — Pour expliquer cette hérédité croisée, prenons l'exemple d'un fils ressemblant à sa
mère.

Les processus qui ont déterminé son sexe sont les
suivants : le père étant plus faible que la mère, le
spermatozoïde fécondant est moins fort que l'ovule.
Les cellules somatiques de l'embryon acquérant ainsi
une prédominance de nature ovulaire (parovules), il
s'est développé des organes sexuels mâles : naissance
d'un fils. Mais si l'œuf a transmis aux cellules qui dérivent de lui des caractères femelles plus puissants que les
caractères mâles apportés par le spermatozoïde, il a ap-
porté en son sein d'autres caractères qui sont l'image de
toutes les propriétés somatiques de la mère. Or, comme
l'ovule était plus fort que le spermatozoïde nous pouvons admettre que les qualités des caractères qu'il
apportait avec lui étaient plus marquées, plus in-
fluentes que celles apportées par le spermatozoïde. Toutes les cellules qui dérivent de l'ovule fécondé con-
servaient cette prédominance de qualités ovulaires et
nous voyons enfin le soma de l'enfant présenter des

caractères de la mère avec plus d'intensité que ceux du père ; et pourtant cet enfant est un garçon.

Il s'ensuit que l'hérédité croisée sera d'autant plus prononcée que la différence entre la vitalité des parents sera plus grande.

Si cette différence est faible, l'hérédité croisée sera à son minimum de netteté. C'est dans ce cas-là que l'hérédité directe peut apparaître avec d'autant plus de netteté que le caractère transmis était plus prononcé chez le parent. Voilà pourquoi nous constatons parfois l'hérédité directe. Il est bien entendu que l'hérédité directe et l'hérédité croisée existent en même temps, mais il y a prédominance de l'hérédité croisée.

VIII

J'espère avoir prouvé, par ce qui précède, que le parent le plus faible donne son sexe à l'enfant. Voyons maintenant si les faits n'appuyent pas ma théorie et si celle-ci ne jette pas un jour nouveau sur beaucoup de phénomènes encore inexpliqués.

1° Thury (1), étudiant la détermination du sexe, insiste sur l'importance du moment de la fécondation. Pour lui un ovule fécondé peu après sa mise en liberté, avant son complet développement, tend à produire une femelle ; un ovule vieux, bien mûr, tend à produire un mâle. La loi de Thury a été expérimentée plusieurs fois avec succès dans l'espèce bovine ; les vaches saillies au début du rut, quand l'ovule n'est pas encore mûr, ont donné régulièrement des femelles; celles qui ont été saillies à la fin du rut, quand l'ovule est complètement développé, ont produit des mâles.

Thury a le tort de n'envisager qu'un seul des élé-

(1) Tury. *Uber das Gesetz der Erzeugung der Geschlechter*. Leipzig, 1863.

ments sexuels : l'ovule. Pourquoi écarter l'influence du spermatozoïde ? La détermination du sexe est-elle due uniquement à l'état de l'ovule, alors que tous les phénomènes d'hérédité s'expliquent par l'intervention de l'influence mâle et femelle? Nous n'avons pas le droit de déclarer que le spermatozoïde ne concourt pas à la détermination du sexe.

En laissant un rôle à l'élément mâle, nous expliquons, par notre théorie, les résultats obtenus par Thury dans ses expériences. Supposons le spermatozoïde d'une vitalité moyenne, constante. Au début du rut, l'ovule est jeune, peu développé, relativement moins fort que le spermatozoïde : naissance de femelles. A la fin du rut, l'ovule est complètement développé, en pleine maturité, en pleine vigueur, relativement plus fort que le spermatozoïde : naissance de mâles. Dans toutes ces expériences à résultats favorables, il faut considérer les mâles et les femelles comme doués d'une vigueur semblable, ne donnant l'un ou l'autre sexe que suivant le degré de maturité de leurs cellules sexuelles ; mais dès qu'il vient s'y ajouter des différences de vigueur entre le mâle et la femelle, nouveaux facteurs qui modifient la vitalité du spermatozoïde et de l'ovule, l'époque du rut perd de son importance. Voilà ce qui explique les exceptions à la loi de Thury observées par certains auteurs.

2° Il est un fait, connu par l'observation courante, qu'il existe une régularité absolue dans la proportion moyenne des sexes. Pour Düsing (1), il y aurait *auto-régulation*, la rareté des mâles se corrigeant par une production plus grande des mâles et réciproquement. Pour expliquer cette autorégulation, il se base sur une statistique lui montrant que l'œuf jeune tend à produire une femelle, l'œuf vieux, un mâle ; le spermatozoïde jeune tend à produire un mâle, le spermatozoïde vieux une femelle. Dans ces conditions, y a-t-il peu de mâles, ils fécondent souvent (spermatozoïdes jeunes), des femelles nombreuses, donc rarement fécondées (ovules vieux), double raison pour qu'il naisse des mâles. Le nombre des mâles l'emporte-t-il, ils féconderont rarement (spermatozoïdes vieux) des femelles souvent fécondées (ovules jeunes), d'où naissance de femelles.

Je crois pouvoir expliquer ces faits d'autre façon : dans le premier cas, spermatozoïde jeune et ovule bien mûr, il y a prédominance de l'ovule et naissance masculine.

Dans le second cas, spermatozoïde vieux et ovule jeune, c'est le spermatozoïde qui l'emporte, naissance féminine.

De plus, dans le premier cas, les mâles peu abondants fécondent constamment, s'épuisent, s'affaiblissent plus que les femelles : naissances mascu-

(1) Dusing. *Die Regulierung des Geschlechtsverhaltnisses bei der Vermehrung der Menschen, Thiere und Pflanzen.* Iéna, 1884.

lines ; dans le second cas, conditions inverses, naissances féminines.

3° L'influence du milieu sur la détermination du sexe, étudiée expérimentalement chez les animaux et appliquée récemment à l'homme par Schenk, est encore la théorie la mieux établie, malgré les nouvelles recherches de Cuénot et de Maupas, qui aboutissent à une conclusion opposée. Cuénot (1), étudiant l'influence du milieu sur la procréation du sexe chez les insectes (*ocneria dispar* et *bombyx rubi*), sur des batraciens (*rana temporaria*), sur des pigeons, des rats albinos ; Maupas (2), étudiant des phénomènes analogues chez des nématodes (*rahditis elegans* et *rhahditis Caussaneli*), concluent que le milieu n'a pas d'influence sur la détermination du sexe. Pour eux, le sexe est déterminé dans l'œuf.

Néanmoins certaines expériences, prouvant l'influence du milieu, n'en restent pas moins debout. Pour nous cette influence (conditions de nourriture, température, etc.) n'agit pas directement sur la détermination du sexe ; elle agit sur le spermatozoïde et l'ovule rendant le spermatozoïde plus ou moins fort par rapport à l'ovule ; et c'est alors cette inégalité de vigueur qui détermine le sexe.

(1) L. CUÉNOT. *Sur la détermination du sexe chez les animaux* (Bull. Scient. Fr. Belge, 1899).

(2) E. MAUPAS. *Modes et formes de reproduction chez les Nematodes* (Arch. de Zoolog. expérim., 1900).

Analysons quelques expériences faites en vue d'établir l'influence du milieu.

Nous avons tout d'abord le cas des abeilles. La reine pond des œufs fécondés qui donnent naissance à des ouvrières ou à des reines, et des œufs non fécondés, parthénogénétiques, qui donnent naissance aux mâles.

Les œufs fécondés produisent des ouvrières quand la nourriture des larves est restreinte et pauvre en substance azotée; tandis qu'une nourriture abondante et riche fait éclore des reines.

Nous pouvons dire que ni la quantité, ni la qualité de la nourriture ne jouent un rôle dans la détermination du sexe, puisqu'aucun œuf fécondé ne peut donner naissance à un frelon, il faut qu'il devienne ou ouvrière ou reine. Or, entre l'ouvrière et la reine il n'y a pas de différence de sexe : chez la reine, la nourriture abondante a permis à ses organes génitaux de se développer, tandis que la nourriture pauvre de l'ouvrière a fait que ses organes génitaux sont restés atrophiés ; l'ouvrière n'est qu'une reine à organes génitaux latents. Le fait que les œufs fécondés donnent des femelles et les œufs parthénogénétiques des mâles plaide en faveur de notre théorie : sans vouloir expliquer la façon dont un ovule peut se développer parthénogénétiquement, processus encore obscur, nous pouvons admettre que, dans ce cas, l'influence mâle est à son minimum dans cet ovule et qu'elle est

dominée par l'influence femelle: naissance d'un mâle.
Dans le cas où l'ovule est fécondé, l'influence mâle
intervenant, l'influence femelle de l'œuf est moindre
que dans le premier cas : naissance d'une femelle.

L'exemple des Daphnies est un argument quelquefois invoqué pour montrer l'influence du milieu. (De
Kerhervé) (1). Pendant le printemps et l'été, la belle
saison, elles se reproduisent par parthénogénèse; il
n'existe pas de mâles; ceux-ci apparaissent seulement
l'hiver, quand les conditions de vie deviennent moins
bonnes. Des Daphnies, maintenues pendant quatre
ans dans des conditions de nourriture et de température favorables, n'ont cessé de se reproduire parthénogénétiquement.

On conclut que la nutrition est la cause de la détermination du sexe. L'hiver, les pucerons sont donc
unisexués et l'été ils ne sont ni mâles ni femelles (2),
ils sont parthénogénétiques, hermaphrodites (comme
un bacille qui se développe par spores n'est qu'un cas
d'hermaphrodisme primitif, comme nous l'avons vu
plus haut). L'unique conclusion que nous puissions
en tirer est celle-ci : des Daphnies n'ont pas de forme
sexuelle bien stable ; hermaphrodites ou parthénogénétiques (si l'on n'y voit pas d'hermaphrodisme) quand

(1) DE KERHERVÉ. *De l'apparition provoquée des mâles chez les Daphnies* (Mém. Soc. Zool. France, 1895).

(2) Les Daphnies, pendant l'été, ne sont pas femelles tout d'abord
parce qu'elles ne présentent pas de caractères sexuels secondaires et
ensuite parce que les œufs d'été sont différents des œufs d'hiver.

les conditions de vie sont bonnes, elles deviennent sexuées quand ces conditions sont mauvaises. Ce serait là une loi générale ; pour des causes analogues, les animaux unisexués auraient, dans l'évolution, succédé aux animaux hermaphrodites.

Les partisans de l'influence du milieu sur le déterminisme du sexe se basent, avec plus de raison, sur les expériences de Yung, pour défendre leur théorie. Yung (1) fait ses expériences sur des têtards de grenouille. Quand il leur donne la nourriture végétale qui leur est ordinaire, le nombre moyen des femelles est de 57 pour 100 individus. Il prend 3 lots de têtards : le premier lot, nourri avec de la viande de bœuf, donne 78 pour 100 de femelles ; le deuxième lot, nourri avec du poisson, donne 81 pour 100 de femelles ; le troisième lot, nourri avec de la viande de grenouille, donne 92 pour 100 de femelles. Il en conclut qu'un milieu riche en substances nutritives donne des femelles ; un milieu pauvre en substances nutritives donne des mâles. Néanmoins, il est certain que l'influence du milieu n'est pas la cause unique de la détermination du sexe, puisque, malgré la richesse nutritive extrême du milieu, il se forme huit mâles dans le troisième lot de têtards.

De plus, nous ne devons pas perdre de vue que les

(1) YUNG. *Contributions à l'histoire de l'influence des milieux physiques sur les êtres vivants* (Arch. de Zool. exp., 1878-1883. — Arch. des Sciences physiques et naturelles. 1885).

batraciens sont des organismes dont le sexe n'est pas bien déterminé ; nous rencontrons chez les adultes un grand nombre de cas d'hermaphrodisme partiel. Dans ce cas nous comprenons que l'influence du milieu sur les produits sexuels (dont la vitalité est identique) puisse être grande.

Voici comment nous expliquons les expériences de Yung : les spermatozoïdes et les ovules, immergés dans un liquide quelconque, subissent avec lui des échanges chimiques qui modifient leur vitalité. Or, l'ovule, en vertu de sa composition chimique, riche en substances de réserve, est moins influencé par le milieu que le spermatozoïde, pauvre en substance nutritive. Une cellule de nature catabolique (le spermatozoïde) exige plus de matériaux nutritifs qu'une cellule de nature anabolique (l'ovule). Voici donc comment agira le milieu : peu nutritif, il affaiblira plus vite le spermatozoïde que l'ovule ; fort nutritif, il donnera au spermatozoïde une vitalité relativement plus forte qu'à l'ovule ; d'où, dans le premier cas, naissance de mâles, et, dans le second cas, naissance de femelles. Mais dans l'expérience de Yung le milieu n'agit pas sur les cellules sexuelles, il agit sur des embryons, les têtards. Ceux-ci, vu la persistance fréquente de l'hermaphrodisme chez les adultes, et l'influence encore tardive des modifications nutritives du milieu, ont un soma dont les caractères sexuels sont indifférents (ni prédominance mâle ni prédominance femelle) comme l'œuf dont ils proviennent (1). Ces cellules somatiques possèdent en elles, pendant un certain temps, des substances mâles et femelles qui s'équilibrent; surviennent alors de mauvaises conditions de nutrition, et les subtances mâles des cellules somatiques (paraspermatozoïdes) en souffrent plus que les substances femelles (parovules). Il en résulte une prédominance des parovules, et, d'après notre théorie, formation d'organes génitaux mâles. Inversement, une nourriture abondante rendra les substances mâles des cellules somatiques (paraspermatozoïdes) prépondérantes et donnera ainsi naissance à plus de femelles.

Les huit têtards du troisième lot, des expériences de Yung, qui deviennent mâles malgré la richesse du milieu, détruisent la théorie de l'influence exclusive du milieu. Notre explication est facile : dans ce cas, nous nous sommes trouvés en présence de matériaux mâles, faibles, qui n'ont pas profité de la richesse de la nourriture qui leur était offerte et sont restés d'une vitalité inférieure à celle des ovules; d'où la naissance de mâles.

Donc le milieu n'agit pas directement dans la détermination du sexe; il agit sur l'élément sexuel mâle et sur l'élément sexuel femelle, en rendant l'un plus ou

(1) « Chez les têtards, les expériences de Yung prouvent que le plus grand nombre des œufs est d'un type moyen qui donne aux conditions de milieu une influence prépondérante dans la détermination du sexe. » Dans F. LE DANTEC *l'Unité dans l'être vivant*, p. 253.

moins fort vis-à-vis de l'autre. Klebs, expérimentant sur différentes algues, Nussbaum, expérimentant sur des vers (*hydatina senta*) ont obtenu des résultat comparables à ceux de Yung.

Nous pouvons donner de ces expériences une interprétation analogue à celle des expériences sur les têtards.

4° Nous trouvons une confirmation de notre théorie dans les expériences suivantes relatées par J. W. Tutt (1).

Riding et Bacot ont fait des recherches sur l'hybridation entre deux espèces voisines de papillons : *Tephrosia bistortata* et *Tephrosia crepuscularia*. Ils considèrent ces deux espèces comme douées d'une vitalité différente, la première plus forte que la seconde. Or, quels sont les résultats obtenus dans ces croisements? Lorsque le mâle appartient à l'espèce la plus faible, c'est-à-dire à *Tephrosia crepuscularia* les hybrides obtenus sont presque toujours du sexe mâle; lorsque le mâle appartient à l'espèce la plus forte, c'est-à-dire à *Tephrosia bistortata*, les hybrides obtenus sont presque toujours femelles. Donc le sexe de l'hybride obtenu est le même que celui du parent le plus faible.

N'est-ce pas là notre théorie?

5° Pour la race humaine, nous ne pouvons prendre

(1) J.-W. Tutt. *Some results of recent experiments in hybridising Tephrosia crepuscularia* (Trans. of the Ent. Soc. Lond., 1898).

comme exemple un cas particulier. Tout d'abord nous ne pouvons pas en tirer une conclusion générale ; ensuite un cas particulier présente toujours une cause d'erreur ; de plus, il faudrait trouver un cas connu de tous. Nous devons donc envisager le plus grand nombre de cas possibles, les comparer entre eux et conclure.

Les statistiques établies dans les différents pays sur des millions d'individus nous offrent un garantie suffisante pour éviter l'erreur individuelle. En les parcourant et en les analysant, nous verrons que de toutes les statistiques se dégage une loi générale, qui est celle que je défends. Et celle-ci jette un jour nouveau sur les statistiques et les explique.

Les principales statistiques sur lesquelles nous nous basons sont tirées de la *Physique sociale* de Quételet (1). Nous y voyons qu'en moyenne il y a 106, 38 naissances masculines pour 100 naissances féminines (moyennes établie en France d'après plus de quatorze millions et demi d'observations depuis 1817 jusqu'en 1831).

A quoi attribuer cette prédominance des naissances masculines ? Vraiment, on n'en sait rien. Si pourtant nous regardons dans quelles conditions vivent les hommes et les femmes dans nos pays, c'est-à-dire là où les statitisques sont faites et où seulement elles

(1) AD. QUÉTELET. *Physique sociale ou Essai sur le développement des facultés de l'homme.* Bruxelles, 1869.

sont possibles, que voyons-nous? L'homme travaille, se fatigue plus que la femme; plus qu'elle il s'adonne aux excès de tous genres. Il en résulte un épuisement, une faiblesse plus grande chez l'homme que chez la femme. Quel est, dans ce cas, le sexe de l'enfant? un garçon.

On a recherché si le *climat* n'avait pas d'influence sur ce rapport. On peut se convaincre, au moins pour les différentes contrées européennes (les statistiques des autres continents n'étant pas suffisamment établies) qu'il n'a pas d'action. Voici d'ailleurs un tableau donné par le capitaine Bickes, basé sur 70 millions d'observations.

TABLEAU Nᵒ 1

ÉTATS ET PROVINCES	Garçons pour 100 filles
Russie..	108,91
Province de Milan................................	107,61
Mecklembourg....................................	107,07
France..	106,55
Pays-Bas (Belgique et Hollande)................	106,44
Province de Brandebourg et Poméranie...........	106,27
Royaume des Deux-Siciles.......................	106,18
Monarchie autrichienne.........................	106,10
Silésie et Saxe...................................	106,05
États prussiens, pris en masse...................	105,94
Westphalie et grand-duché du Rhin............	105,86
Royaume de Wurtemberg.......................	105,69
Prusse orientale et duché de Posen..............	105,66
Royaume de Bohême............................	105,38
Grande-Bretagne...............................	104,75
Suède..	104,62
Moyenne pour l'Europe.........................	106,00

Pourquoi cette proportion de naissances masculines et de naissances féminines reste-t-elle semblable dans les différentes contrées?

Parce que, aussi bien dans le nord que dans le sud de l'Europe, l'homme et la femme sont également bien acclimatés. L'un ne subit pas plus que l'autre l'influence heureuse ou néfaste du climat qu'il habite.

Que nous apprennent les statistiques comparées des *villes et des campagnes* ? En ville, le nombre des naissances masculines surpasse moins le nombre de naissances féminines qu'à la campagne.

TABLEAU Nº 2

	BELGIQUE					
Années	Naissances dans les villes			Naissances dans les campagnes		
	Garçons	Filles	Rapport	Garçons	Filles	Rapport
1815 à 1824	164,376	154,110	106,66	472,221	441,502	106,96
1825 à 1829	87,516	83,122	105,29	256,751	241,989	106,10

Notre théorie explique ce fait. Néanmoins, on objectera ceci : l'habitant de la campagne, vivant en plein air et menant une vie plus sage, est plus fort que le citadin, étouffé dans la ville et se livrant à de multiples excès. Il doit en résulter un plus grand nombre de naissances masculines en ville qu'à la campagne. Mais remarquons que cette supériorité du campagnard n'est pas prouvée. Aux champs et en ville, le travail est également rude ; des deux côtés les excès abondent. Je suppose donc l'homme habitant la ville aussi fort que l'homme habitant la campagne. Mais quand je compare entre elles les femmes de la ville et celles de la campagne, je trouve les premières inférieures aux secondes. L'exiguité du logement exerce plus d'influence sur la femme que sur l'homme, dont les occupations l'appellent souvent au dehors. A la campagne, les places habitées ne sont pas grandes, mais que dire des appartements et des mansardes des villes ?

Quel air confiné la femme de la ville ne respire-t-elle pas toute la journée! Son travail est aussi plus grand et plus malsain qu'à la campagne, que ce soit chez elle ou dans les manufactures qu'elle travaille.

Sa nourriture est plus défectueuse. En conséquence s'il existe une infériorité chez les habitants de la ville par rapport aux habitants de la campagne, c'est surtout chez la femme qu'elle se manifeste. Il en résultera que proportionnellement il naîtra plus de filles en ville qu'à la campagne.

Autrement dit la prédominance des naissances masculines sur les naissances féminines sera plus grande à la campagne qu'en ville, comme les statistiques l'établissent.

Elles montrent aussi que la prédominance des naissances masculines est moins élevée pour les *naissances illégitimes* que pour les naissances légitimes.

TABLEAU N° 3

ÉTATS ET PROVINCES	Garçons pour 100 filles	
	Légitimes	Iilégitimes
France..............................	106,69	104,78
Monarchie autrichienne................	106,15	104,32
— prussienne..................	106,17	102,89
Suède...............................	104,73	103,12
Wurtemberg.........................	105,97	103,54
Bohême.............................	105,65	100,44
Province de Milan....................	107,79	102,30
Prusse orientale et Posen.............	105,81	103,60
Brandebourg et Poméranie.............	:06,65	102,42
Silésie et Saxe.......................	106,30	103,27
Westphalie et duché du Bas-Rhin........	106,07	101,55
VILLES		
Paris...............................	103,82	103,42
Amsterdam..........................	105,00	108,83
Livourne............................	104,68	93,21
Francfort-sur-le-Mein.................	102,83	107,84
Leipzig.............................	106,16	105,94

A quelle cause attribuer ce phénomène? Les explications de Quételet et de Prévost renferment probablement une grande part de la vérité.

Voici ce que dit Quételet : « Cette différence peut provenir en grande partie, croyons-nous, de retards généralement mis à déclarer les naissances illégitimes. La mortalité des enfants mâles vers la naissance, est beaucoup plus grande que celle des enfants de l'autre sexe, en sorte que l'inégalité dans le nombre des survivants est déjà très sensible après quelques jours, et dans de pareilles déterminations. »

Prévost (1), partant de l'idée que, pour les naissances légitimes, on accorde la préférence aux enfants du sexe masculin, dit : « La suite de cette préférence, n'est-elle pas de prévenir, après les naissances masculines, l'augmentation de la famille, et par là d'accroître le rapport proportionnel de celle-ci? Des parents ont un fils : si diverses causes font obstacle à l'accroissement de leur famille, ils seront moins inquiets peut-être de cette privation, lorsque leur premier vœu sera accompli, qu'ils ne l'auraient été s'ils n'avaient point eu d'enfants mâles. Cette diminution de naissances, après celle d'un ou de plusieurs fils, ne tendrait-elle point à augmenter le rapport des naissances masculines? » Qu'il me soit permis d'ajouter une autre cause. Il est à remarquer que les femmes qui donnent naissance à des enfants illégitimes sont généralement enceintes quand elles sont encore très jeunes. Or leur état de vigueur étant alors moins prononcé qu'il ne l'est dans la suite, elles ont, à cette époque, plus de chances de donner naissance à une fille que par la suite.

Se basant sur des stastistiques, Hofacker et Sadler font jouer à *l'âge des parents* un rôle dans la détermination du sexe. Pour eux, quand le parent mâle est

---

(1) Prévost, cité par Quételet.

plus âgé, la progéniture est masculine d'une façon prépondérante; tandis que si les parents sont du même âge, où si le mâle est plus jeune, la postérité féminine est en majorité. Voici un tableau de stastistiques extrait du livre de Sadler :

TABLEAU N° 4

Différences des Ages, le mari étant	Nombre de mariages	Naissances		Rapport des naissances masculines sur 100 féminines
		masculines	féminines	
Plus jeune........	54	122	141	86,5
Aussi âgé........	18	54	57	94,8
Plus âgé.........				
De 1 à 6 ans......	126	366	353	103,7
De 6 à 11 ans.....	107	327	258	126,7
De 11 à 16 ans...	43	143	97	147,4
De 16 et au-dessus	33	93	57	163,2
Totaux.....	381	1105	963	114,8

Ces statistiques ont le grand défaut de ne comprendre qu'un petit nombre de cas. C'est un fait d'autant plus regrettable que d'autres auteurs, qui se sont basés sur un plus grand nombre de cas, arrivent à des proportions inverses. On peut s'en assurer en parcourant le tableau suivant, publié par Geddes et Thompson, d'après Oesterlen :

TABLEAU N° 5

OBSERVATEURS	Nombre des naissances	LIEU	Proportion des garçons (pour 100 filles)				OBSERVATIONS
			Père plus âgé	Père de même âge	Père plus jeune	Moyenne	
Hofacker	1,996	Tübingue.	117,8	92, 0	90, 6	107,5	
Sadler ..	2,068	Angleterre	121,4	94, 8	86, 5	114,7	
Göhlert..	4,584		108,2	93, 3	82, 6	105,3	
Legoyt..	52,311	Paris	104,49	102,14	97, 5	102,97	
Boulenger..	6,006	Calais....	109,98	107,92	101,63	107,9	
Noirot ..	4,000	Dijon	99,7		116, 0	103,5	
Breslau .	8,084	Zurich....	103,9	103, 1	117, 6	106,6	
Stieda...	100,590	Als.-Lorr.	105,03		108,39	106,27	Contradictoire
Berner..	267,946	Suède	104,61	106,23	107,45	106, 0	Contradictoire

Nous pouvons en conclure que l'âge des parents n'est pas un facteur important dans la détermination du sexe. A notre avis, il intervient en s'adaptant à notre théorie. Plus un homme surpasse l'âge de sa femme, plus il a de chances d'être moins vigoureux qu'elle, et, conséquemment, plus il aura d'enfants mâles. C'est d'ailleurs ce que nous voyons, suivant une belle gradation, dans la statistique de Sadler (voir au tableau 4). Quand l'homme est plus âgé de 6 à 11 ans que sa femme, il y a 126, 7 naissances masculines. Quand la différence d'âge est de 11 à 16 ans, il y a 147, 4 naissances masculines, et quand la différence est de plus de 16 ans il y a 163,2 naissances masculines pour 100 féminines.

En conséquence, l'âge n'agit sur la détermination du sexe qu'en modifiant la vigueur des parents.

Quand la mère donne naissance à deux *jumeaux*, on a remarqué que la plupart du temps (70 o/o) ils sont du même sexe. Quand deux ovules proviennent d'une même femme et à un certain moment donné, il y a beaucoup de probabilités qu'ils soient doués d'une vigueur semblable.

En présence des spermatozoïdes, les deux ovules se comporteront alors de la même manière et, suivant leur plus ou moins de vitalité par rapport aux spermatozoïdes, ils évolueront en mâles ou femelles.

Une femme donnera plus vite naissance à deux enfants du même sexe, quand ceux-ci sont jumeaux que quand ils naissent plusieurs années l'un après l'autre.

Les jumeaux ont plus de chances de provenir de deux ovules semblables que des enfants qui naissent l'un après l'autre, à des moments où les ovules peuvent différer énormément l'un de l'autre. De même que les ovules, les spermatozoïdes, qui sont en rapport avec la santé du père, seront moins différents les uns des autres à un moment donné qu'à deux époques fortement éloignées l'une de l'autre.

Les statistiques nous apprennent encore qu'après une *guerre* le nombre des naissances masculines l'emporte de beaucoup sur le nombre des naissances féminines. A quelle cause attribuer ce fait ? A la faiblesse des hommes. Il en est bien ainsi. Pendant une guerre les hommes qui restent au pays sont infirmes, malades ou trop vieux pour partir. Quant aux hommes bien portants, aptes au service militaire, ils quittent leurs foyers, combattent l'ennemi. Ceux qui retournent chez eux sont affaiblis par les fatigues et les privations. En un mot, la guerre est moins néfaste à la femme qu'à l'homme et la rend relativement plus forte ; d'où prédominance de naissances masculines.

6° Après avoir passé en revue certains exemples pris chez les animaux et d'autres tirés des statistiques, examinons, au point de vue de la supériorité vitale, les *personnes que nous connaissons* ayant des enfants. Pour faire cet examen comparatif, nous devons [nous placer à l'époque de la fécondation et non plusieurs années après la naissance de l'enfant. Nous remarquons, malgré des contradictions apparentes, que, l'homme étant plus fort que la femme, il naît une fille, et quand l'homme est plus faible il naît un garçon. Quand tous les enfants sont du même sexe, la différence entre la vitalité des parents est généralement bien tranchée, et la théorie se vérifie facilement. Quand les enfants sont de sexe différent, la supériorité de l'un des parents est moins marquée et existait au moment de la fécondation, pour le parent qui ne donne pas son sexe. Nous voyons souvent des familles où, au commencement du mariage, plusieurs filles se succèdent ; et nombre d'années plus plus tard naît un garçon. Nous pouvons ramener ces cas à notre théorie : au début du mariage, l'homme, âgé d'environ trente ans et menant une vie plus régulière qu'auparavant, est dans toute sa force ; tandis que la femme, généralement beaucoup plus jeune et fatiguée par les soucis du ménage, qui ne lui incombaient pas avant le mariage, est plutôt faible : nous avons la naissance d'une fille.

Plus tard, l'homme devient vieux, a beaucoup travaillé ; la femme est en pleine maturité : nous avons la naissance d'un garçon.

Quelquefois, pourtant, notre théorie paraîtra en défaut. Songeons alors au manque de parallélisme qui peut exister entre les cellules somatiques et les cellules sexuelles, comme nous l'avons vu plus haut.

Autre objection à la théorie : il y a des hommes tuberculeux qui ont des fils. Ceux que je connais ont des enfants âgés d'une dizaine d'années ; pour estimer leur vitalité il faut nécessairement se reporter au moment de la fécondation, époque à laquelle ils pouvaient être très bien portants. Je ne connais pas de tuberculeux, gravement atteints, ayant donné leur sexe.

Admettons que ce cas existe ; il est facile de l'expliquer par l'absence de parallélisme entre les cellules somatiques et les cellules sexuelles : chez certains tuberculeux, il existe de l'éréthisme génital, amenant des coïts fréquents.

Cette hyperfonction de la glande n'y amène-t-elle pas une nutrition plus active ? L'éréthisme lui-même n'est-il pas la conséquence d'une assimilation localisée plus intense? Il s'ensuit que les cellules sexuelles ont une vie relativement meilleure que les cellules somatiques et nous comprenons qu'un tuberculeux puisse avoir un fils.

N'oublions pas qu'en général il n'en est pas ainsi ; le parallélisme de vitalité est la règle pour toutes les cellules de l'organisme.

Si la détermination du sexe dépend de la supériorité d'un des procréateurs, chez l'homme et chez les animaux unipares, comment expliquer que les animaux multipares ne donnent pas ou des mâles ou des femelles, mais les deux à la fois? Chez les animaux, la différence de vitalité entre le mâle et la femelle est très minime (les physiologistes considèrent qu'il n'y a aucune différence entre des animaux de même espèce, puisque, dans leurs expériences, ils les évaluent « par kilogramme d'animal » !).

Pour cette raison, la vitalité des ovules et des spermatozoïdes est surtout influencée par des phénomènes circulatoires dans les glandes génitales et par des degrés de maturité différents (il doit exister une maturité « *optimum* »).

Comme les animaux multipares donnent tantôt plus de mâles que de femelles et tantôt plus de femelles que de mâles, nous disons que le sexe qui est en majorité chez les jeunes accuse la faiblesse relative du parent du même sexe.

IX

Nous voici arrivés au terme de notre travail ; nous avons essayé de prouver qu'un ovule fécondé par un spermatozoïde plus fort que lui donne naissance à un organisme femelle ; fécondé par un spermatozoïde plus faible, il donne naissance à un organisme mâle.

Comme il y a, habituellement, parallélisme de vitalité, entre les cellules somatiques et les cellules sexuelles, nous disons que, en général, quand la mère est plus faible que le père, elle met au monde une fille, tandis que, quand elle est plus forte que le père, elle donne naissance à un garçon.

Quelles sont les conséquences de notre théorie ?

Nous avons déjà vu combien aisément nous étions parvenus à expliquer les différents faits épars de la sexualité; plus même nous étions arrivés à montrer la part de vérité que renfermaient les mieux établies des théories existantes et à les mettre d'accord.

Comment expliquer mieux l'hérédité croisée; les différentes statistiques qui paraissaient si contradictoires et que chacun des auteurs arrangeait à son profit, les travaux de Shenk, de Yung, de Düsing et de tant d'autres.

Düsing avait cru trouver la solution de ce fait si important de l'égalité presque parfaite du nombre des naissances masculines et féminines.

Nous en avons parlé plus haut. Nous aussi nous pensons pouvoir expliquer cette autorégulation. Si, en effet, comme Girou de Buzareingues le dit, c'était le plus fort des générateurs qui donne son sexe, qu'arriverait-il? En supposant que le nombre et la vitalité des mâles et des femelles fussent identiques, il n'y aurait, évidemment, rien de changé. Le groupe des forts mâles et le groupe des forts femelles perdurerait en nombre égal. Mais cela ne se passe pas aussi schématiquement.

Les causes générales, qui déterminent la variation, ont bientôt mis le déséquilibre dans les groupes et le groupe affaibli aurait bientôt vécu.

En effet, imaginons des êtres vivants chez lesquels nous avons un premier groupe mâle où existe un nombre donné de forts, qui, dans l'accouplement, reproduirait son sexe; un second groupe femelle, où existe un même nombre de forts.

Théoriquement, la proportion des naissances masculines et des naissances féminines sera gardée. Survient la variation. Le second groupe, par exemple, passe une mauvaise période, le nombre de ses forts diminue.

De plus en plus, ce sont des mâles qui naissent ; et la tendance mâle s'accentuera d'avantage parce que, le nombre de femelles diminuant, celles-ci, constamment fécondées, s'affaibliront.

Pour nous, cela ne se passe pas ainsi : tandis que le groupe femelle s'affaiblit, le nombre des naissances femelles augmente proportionnellement, celles-ci venant remplacer les femelles qui disparaissent.

Notre théorie explique donc l'autorégulation, puisqu'elle montre que c'est le plus faible, celui qui est destiné à périr le premier, que la nature se hâte de remplacer.

Garantir la persistance des races, en épargnant le sexe du plus faible, si ce faible donne en même temps sa vitalité appauvrie, cela n'est pas suffisant. On arriverait bientôt à la déchéance progressive des races. Mais il n'en est pas ainsi.

Rappelons-nous, en effet, que, dans notre application de l'hérédité croisée, nous avons démontré que, si le sexe est déterminé par le plus faible des procréateurs, la descendance hérite du soma du plus fort. Le faible est non seulement épargné, mais fortifié.

Les races stables ne sont pas près de s'éteindre, de dégénérer : l'autorégulation apparaît comme un réflexe de défense.

Pouvons-nous modifier ce réflexe ?

Pouvons-nous intervenir dans la détermination du sexe ?

Oui, théoriquement. Il suffit d'affaiblir le parent dont nous voulons avoir le sexe et de fortifier l'autre.

Pratiquement, notre intervention ne peut être que partielle : nous ne pouvons permettre à un individu de s'affaiblir volontairement, car nous ne perdons pas de vue les dangers auxquels il s'expose, lui, et sa descendance.

Ce qui pourrait seulement être tenté, c'est de fortifier, par tous les moyens que l'hygiène et la thérapeutique mettent à notre disposition, le parent le plus faible dans le cas où celui-ci ne désirerait pas voir reproduire son sexe.

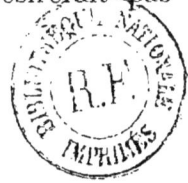

FIN

TABLE DES MATIÈRES

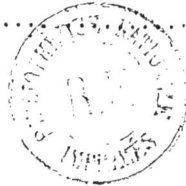

Poitiers. — Imprimerie BLAIS et ROY, 7, rue Victor-Hugo.

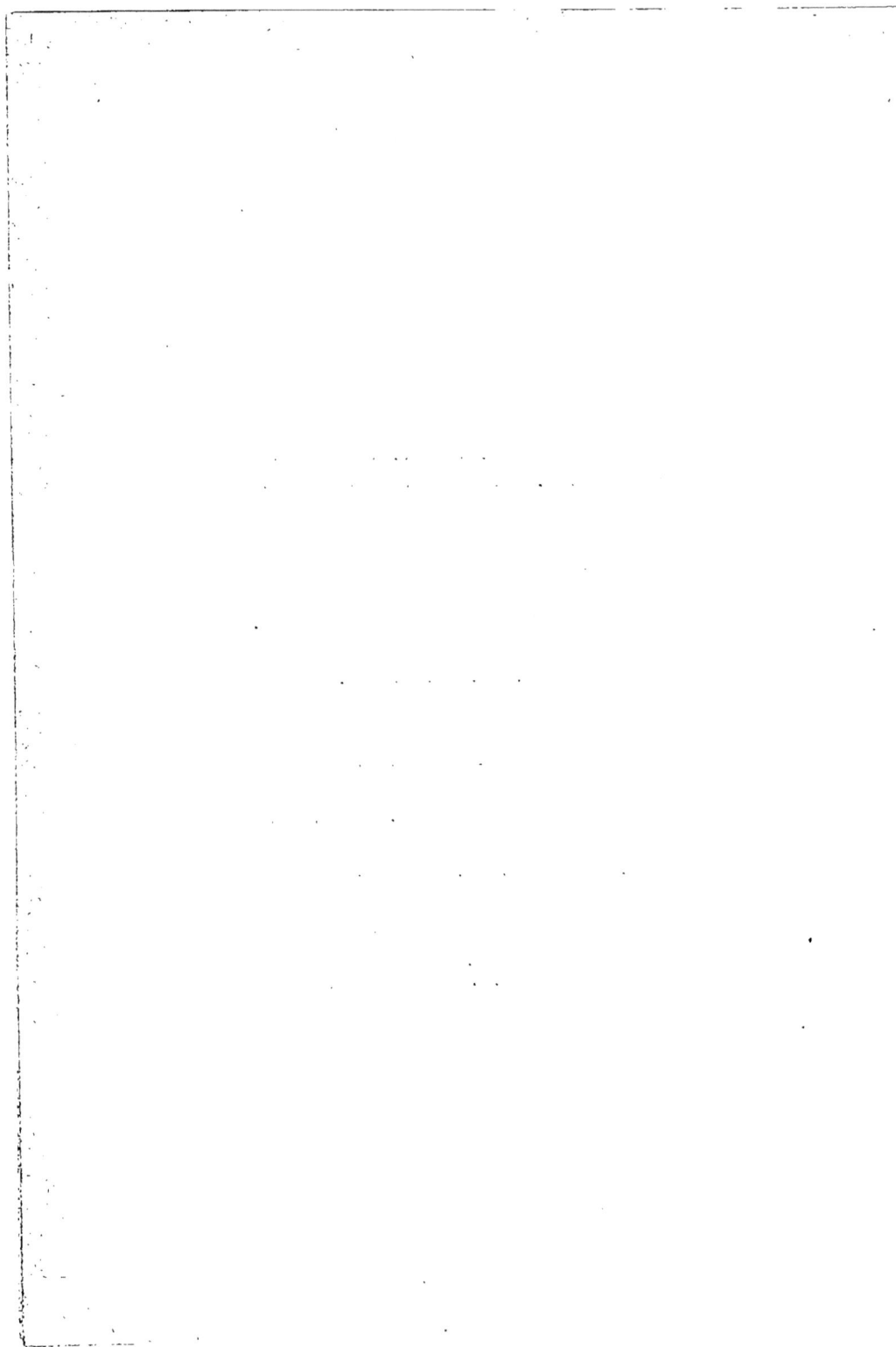

www.ingramcontent.com/pod-product-compliance
Lightning Source LLC
Chambersburg PA
CBHW071253200326
41521CB00009B/1752